BEI GRIN MACHT SICH IHR
WISSEN BEZAHLT

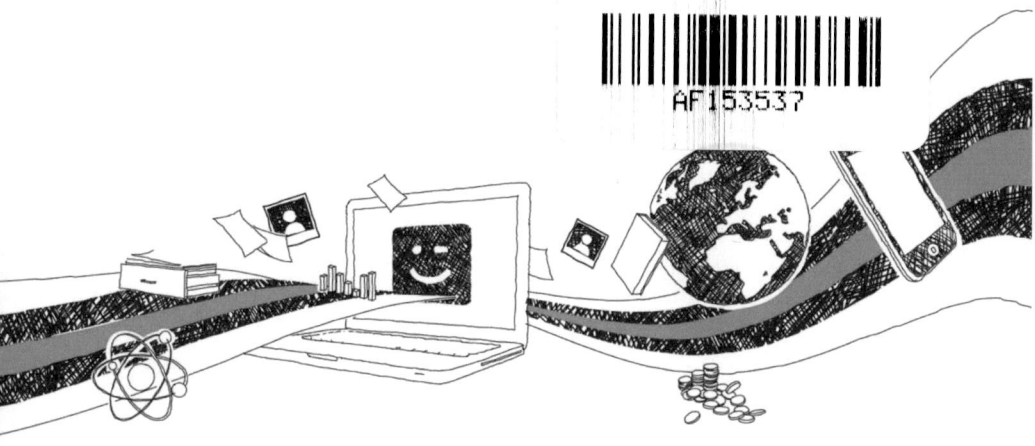

- Wir veröffentlichen Ihre Hausarbeit,
  Bachelor- und Masterarbeit

- Ihr eigenes eBook und Buch -
  weltweit in allen wichtigen Shops

- Verdienen Sie an jedem Verkauf

Jetzt bei www.GRIN.com hochladen
und kostenlos publizieren

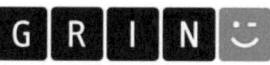

Marketing und Standortplanung für ein Damen-Fitnesstudio

Kristina Stauberg

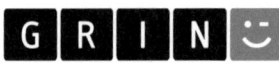

Bibliografische Information der Deutschen Nationalbibliothek:

Die Deutsche Nationalbibliothek verzeichnet diese Publikation in der Deutschen Nationalbibliografie; detaillierte bibliografische Daten sind im Internet über http://dnb.d-nb.de abrufbar.

ISBN: 9783346837356
Dieses Buch ist auch als E-Book erhältlich.

Druck und Bindung: Books on Demand GmbH, Norderstedt Germany
Gedruckt auf säurefreiem Papier aus verantwortungsvollen Quellen

Das vorliegende Werk wurde sorgfältig erarbeitet. Dennoch übernehmen Autoren und Verlag für die Richtigkeit von Angaben, Hinweisen, Links und Ratschlägen sowie eventuelle Druckfehler keine Haftung.

Das Buch bei GRIN: https://www.grin.com/document/1334071

Deutsche Hochschule für
Prävention und Gesundheitsmanagement
Hermann Neuberger Sportschule 3
66123 Saarbrücken

Hausarbeit (kollektive Prüfungsleistung)

Name, Vorname	Stauberg, Kristina
Modul	Marketing I
Studiengang	Gesundheitsmanagement
Datum Präsenzphase	25.09.2017 bis 27.09.2017
Studienort	Köln
Gruppe bzw. zu bearbeitende Stadt	Leipzig
Unternehmenstyp*	**Damen- Fitnessstudio**

* abhängig von Aufgabenstellung: jeweils den zu bearbeitenden „Unternehmenstyp" eintragen

Inhaltsverzeichnis

1   Marktbeschreibung /- Analyse

1.1 Allgemeine Informationen über den Unternehmenstyp

In der folgenden Arbeit wird ein Damen-Fitnessstudio mit dessen Merkmalen untersucht. In diesem Fall ist die Hauptzielgruppe Frauen im jungen Alter bis Rentenalter, aus der Mittel-, bis zur gehobenen Schicht (Amt für Statistik und Wahlen, 2016). Das Unternehmen liegt in der mittleren Preissequenz und bietet eine qualitative Betreuung durch das Service- und Trainerpersonal, sowie Zusatzleistungen an. Dadurch wird sich das Fitnessstudio von anderen Damen-Fitnessstudios im Marktgebiet abheben. Immer mehr Mitglieder erwarten von ihrem Fitnessstudio ein individuelles und flexibles Trainingsangebot als zusätzliche Leistung. Gleichzeitig nimmt die Zahl der Studios zu, die ihren Kunden ein solches maßgeschneidertes Training anbieten. Somit müssen auch die Damen-Fitnessstudios nachziehen, um den Anforderungen der Masse gerecht zu werden. Diese Ansprüche hängen von der Position der Mitglieder ab und können unterschiedlich sein. Oft ist es die zeitliche Flexibilität, die notwendige Kinderbetreuung, das qualifizierte Personal, die Hygiene und die Atmosphäre im Studio. In dem Unternehmen trainieren die Mitglieder stets unter hoch qualifizierter Aufsicht des Trainerpersonals. Zudem bietet das Studio saubere und stilvolle Räumlichkeiten an, die dazu beitragen, dass sich die Mitglieder wohlfühlen. Dieses Angebot ist laut dem 4 P-Modell, dem Punkt Produktpolitik (Product) zuzuordnen. Bei der Kontrahierungspolitik geht es um die Preise, welche von der Auswahl der Verträge und auch von der Position des Kunden abhängen (Dunker, 2006, S.26).

Produktpolitik:

- Krafttraining
- Cardio- Trainingsbereich und Zirkeltraining (Milon)
- Functional- und Freestyletraining
- „Five"- Rückenzirkel
- Fitness- Checks und Körperfettanalysen
- Getränke- und Solariumflatrate
- Kinderbetreuung
- Produkt- und Nahrungsergänzungsmittelshop
- Moderne Toiletten- und Duschanlagen
- Bistro und Café- Lounge
- Krankenkassenunterstützte Rehabilitationstraining und Physiotherapie

- Kursbasierte Ernährungsberatung für individuelle Ziele
- Entspannungs- und Wellnessbereich mit Sauna

Preispolitik:

Unser Unternehmen gewährt den Mitgliedern verschiedene Vertragslaufzeiten. Es stehen der Monatsvertrag von 45 €, der Halbjahresvertrag von 270 €, der Jahresvertrag von 540 € und die 10er Karte für 75 € zur Auswahl. Die Mitgliedschaftsbeiträge beinhalten das Krafttraining, den Cardio-Trainingsbereich und das Zirkeltraining (Milon), das Functional- und Freestyletraining, den „Five"- Rückenzirkel, die Kinderbetreuung und den Entspannungs- und Wellnessbereich mit Sauna. Darüber hinaus bieten wir unseren Mitgliedern ein krankenkassenunterstütztes Rehabilitationstraining, welches von einem Physiotherapeuten betreut wird. Zusätzlich besteht die Möglichkeit für alle Mitglieder, gegen einen Aufpreis von 20 €, die kursbasierte Ernährungsberatung und eine Getränke- und Solariumflatrate in Anspruch zu nehmen. Für Nichtmitglieder beträgt der Preis 40 € und muss eine Woche im Voraus bar entrichtet werden, um gegebenfalls die Kursteilnehmer kalkulieren zu können. Die Ernährungsberatung findet am zweiten Dienstag im Monat statt und beinhaltet zusätzlich eine Körperfettanalyse.

Distributionspolitik:

Das „Direktmarketing" ist eine gute Option, um die Zielgruppe persönlich anzusprechen. Über die Promotion auf Messen, Stadtfesten, Neueröffnungen und Einkaufspassagen können Kontakte geknüpft werden. Zudem muss viel „indirektes Marketing", z. B. über Social Media, wie Facebook und Instagram, betrieben werden. Diese Seiten bieten eine beständige Plattform mit einer großen Reichweite, die zudem kostengünstig ist.

1.2 Lage und Standort des Unternehmens

Als Standort für das Damen-Fitnessstudio wird die Schillerstraße 3 in 04109 Leipzig gewählt. Der Standort befindet sich oberhalb der Südvorstadt, in der Nähe von der Stadtmitte Leipzigs. Der Standort des Unternehmens liegt direkt neben einem Einkaufszentrum, dem „Petersbogen". Das Einkaufszentrum präsentiert sich auf drei Ebenen mit über 30 Fachgeschäften. Darunter findet man Branchen, wie Mode & Young Fashion, Drogerie & Gesundheit, Service & Dienstleistungen, Bücher & Zeitschriften, Gastronomie & Lebensmittel und Freizeitangebote. Durch die Lage um und neben dem Einkaufszentrum, stehen ausreichend Parkplätze vor Ort zur Verfügung, die rund um die Uhr befahrbar sind.

Des Weiteren befinden sich um den Standort zwei große Einkaufspassagen, zum einen die Petersstraße und zum anderen der Neumarkt, in denen zahlreiche Damen-Salons und Geschäfte vorzufinden sind. Zu Fuß benötigt man 13 Minuten vom Hauptbahnhof, zwei Minuten von der S-Bahn-Haltestelle am Wilhelm-Leuschner-Platz und etwa drei Minuten von der nächstgelegenen Bushaltestelle am Roßplatz zu dem gewählten Standort. Somit ist gewährleistet, dass das Studio über verschiedene Verkehrswege gut erreichbar ist. Das Zentrum dient als optimaler Standort, da sich durch die hohe Anzahl an Geschäften viele Frauen jeden Tag um und im Zentrum aufhalten. Dies ist ein wichtiger Hauptpunkt. Das persönliche Durchschnittseinkommen in Leipzig liegt bei 1. 254 Euro/ Monat. Davon verdienen Frauen 1.138 Euro/ Monat (Amt für Statistik und Wahlen, 2015). Dies ist ein zusätzliches Kriterium für die Eröffnung des Unternehmens.

1.3 Bestimmung von zwei Marktgebieten

Um die Marktgebiete eines Unternehmens in der Fitnessbranche zu ermitteln, wird die „Zeit-Distanz-Methode" benutzt. Diese basiert auf der Annahme, dass die Kunden die Erreichbarkeit eines Standorts in Abhängigkeit von der Zeit beurteilen, die sie aufwenden müssen, um die Distanz zwischen Ausgangsort und Standort zu überwinden (Zimmermann, 2002, S. 43 ff.). Man geht bei der Bestimmung der Marktgebiete von einer Anfahrt während der Hauptverkehrszeit mit dem PKW aus. Die Ermittlung erfolgt für alle vier Himmelsrichtungen. Für das Marktgebiet 1 werden 5 – 7 Minuten und für das Marktgebiet 2 12 – 15 Minuten eingeplant, welche mit einer Durchschnittsgeschwindigkeit von 80 km / h erreichbar sind. Das Marktgebiet 1, welches auf der Abbildung 1 dunkelgrün markiert ist, liegt größtenteils im Stadtteil „Leipzig Mitte". Dieser Stadtteil ist in sechs Teilbezirke unterteilt. Das Marktgebiet 2, welches hellgrün auf der Abbildung 1 markiert ist, umfasst den Stadtteil „Leipzig Südvorstadt". Zudem stellt der blaue Punkt auf der Abbildung den Standort des Unternehmens, die Schillerstrasse 3, dar. Der erste rote Punkt, oberhalb des Standortes ist das „Fitness First" in der Petersstr. 36 und der zweite rote Punkt, östlich des Marktgebiets 2, symbolisiert das „BODYBALANCE und LADY-FITNESS GmbH & Co" und befindet sich in der Kohlgartenstr. 11. Diese beiden roten Punkte stellen die stärksten Mitbewerber des Unternehmens dar. Der Maßstab der Karte liegt bei 30,48 cm zu 200 m.

Anmerkung der Redaktion: Abbildung wurde aus urheberrechtlichen Gründen entfernt.

Abb. 1: Darstellung der Marktgebiete (eigene Darstellung)

1.4 Makroumfeldanalyse und Abschätzung des Marktpotenzials

Tab. 1: Informationen über Leipzig (eigene Darstellung)

Stadt	Einwohnerzahl	Davon Frauen	Arbeitslosenquote in %	Kaufkraftindex	Altersverteilung
Leipzig	591.608 (Stand 2017)	299.144 (Stand 2017)	21.476 7,2% (Stand Oktober 2017)	86,9 (Stand 2017)	42,6 Jahre (Stand 2016)

Tab. 2: Marktgebiet 1. (eigene Darstellung)

Marktgebiet 1		
Ortsteil/ Stadtbezirk	Einwohnerzahl (Stand 2016)	Davon Frauen (Stand 2016)
Zentrum	1.773	784
Zentrum-Ost	4.294	2.101
Zentrum- Südost	13.477	6.755
Zentrum- Süd	12.897	6.646
Zentrum- West	10.788	5.413
Zentrum- Nordwest	10.456	5.425
Zentrum- Nord	8.963	4.497
Gesamt Leipzig Mitte	62.648	31.621

Tab. 3: Marktgebiet 2: (eigene Darstellung)

Marktgebiet 2		
Ortsteil / Stadtbezirk	Einwohnerzahl (Stand 2016)	Davon Frauen (Stand 2016)
Südvorstadt	24.979	12.694

6/15

Tab. 4 Abschätzung und Markpotenzial

	Einwohner	Faktor	Ergebnis
Marktgebiet 1	62.648		
Marktgebiet 2	24.979	x 0,7 =	17.485,3 Einwohner
Gesamteinwohner MG 1+ MG 2	87.627		
Marktgebiet 1 + 70% v. MG 2	62.648+ 17.485,3= 80.133,3	x 0.12=	9.615,996 Einwohner
Gesamtmarktpotenzial	9.615,996		

Das Gesamtmarktpotenzial beträgt 9.615,996 Menschen.

1.5 Wettbewerbsanalyse

Das erste Studio ist das „Fitness First" in der Petersstr. 36, welches sich oberhalb des Unternehmens im Marktgebiet 1 befindet. Das Studio bietet viele Leistungen, wie freestyle-, Cardio-, Kraft- und Personal Training. Des Weiteren enthält das „Fitness-First" Outdoor-Training, Kurse, Online Training, FitnessCheck und Training im Urlaub, zu folgenden Konditionen: „Lifestyle" ab 39,99 €/ Monat, „Women" ab 39,99 €/ Monat, „Platinum" ab 54,99 €/ Monat, „Black Label" ab 84,99 €/ Monat. Zusätzlich buchbar sind zwei Arten von Paketen: Basispaket-Einmalig 49 € inkl. Kleingruppen Training, Group Fitness, CustomFit App, NewMoove Online Fitness+ und das Erfolgspaket-Einmalig 99 € inkl. Kleingruppen Training, Group Fitness, CustomFit App, NewMoove Online Fitness+ FitnessCheck, individueller Trainingsplan, Ernährungstipps & Effizienz Workouts. Außerdem werden verschiede Vertragslaufzeiten von einem Monat, sechs Monaten, einem Jahr und zwei Jahren angeboten. Die Mitglieder haben somit eine individuelle Auswahl. Zudem bietet das Studio die Öffnungszeiten von Montag bis Freitag ab 06:30 – 23:00 Uhr und am Wochenende von 08:00 – 22:00 Uhr an. Ein Schwachpunkt ist, dass das Studio keinen Frauen-Trainingsbereich besitzt, in dem sich Frauen zurückziehen können. Ein weiterer Nachteil ist es, dass das Studio kein Rehabilitationstraining, welches von der Krankenkasse unterstützt wird, anbietet (Fitness First Germany GmbH, 2017). Im Vergleich ist unser Unternehmen speziell auf Frauen ausgerichtet und bietet ein krankenkassengefördertes Rehabilitationstraining und Physiotherapie an. Das zweite Studio ist das „BODYBALANCE und LADY-FITNESS GmbH & Co" und befindet sich außerhalb des Marktgebiets 2, in der Kohlgartenstr. 11. Das Studio bietet Krafttraining, elektronischer Trainingszirkel, Five-Rücken- & Gelenkzentrum, Functional Training, Fitness im Alter, Herz-Kreislauftraining, Firmenfitness und Sauna & Wellness. Diese Leistungen sind im Mitgliedschaftsbeitrag eingebunden. Es gibt drei verschieden Vertragslaufzeit, einmal der Monatsvertrag für 65 €, der Einjahresvertrag für 55 €/ Monat und der Zweijahresvertrag für 45 €/ Monat. Außerdem finden im Studio diverse Kurse, wie TRX, Yoga oder BodyART, statt. Das Studio bietet unter anderem auch ein Betreuungskonzept in Form von Körperanalysen, regelmäßige Trainingskontrolle und eine persönliche Terminerinnerung vor dem Trainingstermin, an. Nachteilig ist die Ausrichtung des Kursplanes, bei dem nicht alle Kurse täglich stattfinden oder sich teilweise mit den Arbeitszeiten der Mitglieder überschneiden. Ein weiterer Schwachpunkt sind die Öffnungszeiten des Studios. Diese sehen wie folgt aus: Montag und Mittwoch 07:00 – 22:00 Uhr, Dienstag und Donnerstag: 09:00 – 22:00 Uhr, Freitag: 08:00 –21:00 Uhr, Samstag und Sonntag 09:00 – 17:00 Uhr. Ebenso können auch hier die Öffnungszeiten mit den Arbeitszeiten der Mitglieder nicht übereinstimmen. Unser Unternehmen bietet verschieden Vertragslaufzeiten an. Zur Auswahl steht der Monatsvertrag, der Halbjahresvertrag, der Jahresvertrag oder die 10er Karte, dadurch haben die Mitglieder mehr Flexibilität. Zudem sind fast alle unserer Leistungen, ausgeschlossen die kursbasierte Ernährungsberatung und die Getränke- und Solariumflatrate, die wir anbieten, im Mitgliedschaftsvertrag eingebunden. Darüber hinaus hat unser Unternehmen das ganze Jahr hindurch täglich 24 Stunden geöffnet. Dazu zählen auch gesetzliche Feiertage.

2 Marketingplanung

2.1 Budgetplanung

Um die Marketingbudgetplanung zu bestimmen, wird die Methode „Marketingkosten pro Neukunde" angewendet. Hier werden die erfahrungsgemäßen Marketingkosten durch die Anzahl der gewonnenen Neukunden dividiert. Das Ergebnis wird dann mit der geplanten Neukundenzahl multipliziert. Es ist üblich, dass die Fluktuation immer mit einberechnet wird. Da es sich an dieser Stelle jedoch um ein neu eröffnetes Studio handelt, wird die Fluktuation nicht eingeplant. Daher werden nur die Marketingkosten durch die Anzahl der geplanten Mitgliederzahl nach dem ersten Geschäftsjahr multipliziert. Ziel ist es im folgenden Geschäftsjahr die geplanten 400 Mitglieder zu erreichen. Es entsteht folgende

Rechnung: Kosten pro Neukunde x Anzahl der erwarteten Kunden. 50 x 400 = 20.000. Somit beträgt das Marketingbudget des Unternehmens 20.000 € (Bruhn, 2012, S. 48 ff.).

2.2 Kommunikationspolitik

Um innerhalb von zwei Monaten vor der Eröffnung so viele Mitglieder wie möglich zu gewinnen, werden drei Marketingkampagnen gestartet. Die Neueröffnung ist im Sommer 2018 geplant. Die Intention dahinter ist Neukunden anzuwerben und das Unternehmen für mögliche Kunden attraktiv zu machen. Dafür werden folgende Kommunikationsinstrumente eingesetzt:

Um auf das Damen-Fitnessstudio im Umkreis aufmerksam zu machen, ist das Direkt-Marketing ein optimales Mittel. Es ist flexibel einsetzbar und die Zielgruppen werden direkt angesprochen. Dieses soll vor Allem in Marktgebiet 2 eingesetzt werden. Das Ziel der Vermarktungskampagne ist den Bekanntheitsgrad des Unternehmens zu steigern und somit potenzielle Neukunden anzusprechen. Durch Sponsoring wird Aufmerksamkeit erregt und der Bekanntheitsgrad erhöht. Es beruht auf dem Leistungs- und Gegenleistungsprinzip. Das bedeutet, dass die Leistung in Geld oder Sachgüter erbracht werden kann und als Gegenleistung der Sponsor den Namen des Unternehmens bekannt macht (Zimmermann, 2011, S.8). Die Werbung soll bewusst auf das Studio aufmerksam machen und über Angebote und Qualitätsmerkmale informieren. Die Botschaft der Werbekampagne soll ein neues Fitnessstudio mit qualitativer Dienstleistung und hoher Kompetenz im mittleren Preissegment anbieten. Hierbei werden Plakate in beiden Marktgebieten angebracht. Der Inhalt der Kampagne setzt sich aus drei Bestandteilen zusammen:

Durch regelmäßige Facebook-Beiträge und Instagram-Posts erreicht das Unternehmen eine höhere Reichweite an potenziellen Mitgliedern, die zudem kostengünstig ist. Die Tip-on-Cards werden auf der Leipziger Volkszeitung erscheinen. Dadurch steigert sich der Bekanntheitsgrad und das Interesse der potenziellen Kunden wird angeregt. Die Plakate werden in beiden Marktgebieten an Plakatwänden angebracht, um so Präsenz zu vermitteln und das Interesse der potenziellen Mitglieder anzuregen. Einen Monat vor Start der Kampagne wird alles fertiggestellt, um einen Eindruck zu bekommen und gegebenenfalls für eine Korrektur einen zeitlichen Puffer zu haben. Außerdem werden die Neukunden bei den Mitgliedsanträgen gebeten, immer anzukreuzen, wie und wodurch sie auf

unser Unternehmen aufmerksam geworden sind, um den Erfolg anschließend zur über-
prüfen.

Tab. 5: Übersicht der einzelnen Schritte der Vermarktungskampagne

Datum	Planung	Wer?	Bis wann?
01.05.2018	Preisermittlung Tip-on- Cards	Mitarbeiter 1	07.05.2018
01.05.2018	Preisermittlung für Plakate	Mitarbeiter 1	07.05.2018
01.05.2018	Erstellung eines Facebook- und Insta-gram- Profils	Mitarbeiter 2	02.05.2018
07.05.2018	Kooperationsanfrage starten	Geschäftsführer	17.05.2018
10.05.2018	Druck- und Montage- Auftrag Plakate	Mitarbeiter 1	12.05.2018
16.05.2018	Druck- Auftrag „Tip-on-Cards "	Mitarbeiter 1	23.05.2018
25.05.2018	Realisierung der Kooperation	Geschäftsführer	26.05.2018
01.06.2018	Erster Facebook- und Instagram-Post	Mitarbeiter 2	01.06.2018
15.06.2018	Teammeeting vor der Neueröffnung	Geschäftsführer und alle Mitarbeiter	15.06.2018
01.07.2018	Neueröffnung	Geschäftsführer und alle Mitarbeiter	01.07.2018

2.3 Werbeplanung

Tab. 6: Werbemittel- und Trägerauswahl

Werbemittel	Werbeträger
Plakate	Plakatwand
Tip-on-Cards	Zeitung
Facebook/ Instagram	Internet

Für das erste Geschäftsjahr beträgt das Marketingbudget 20.000 €. Davon werden 20 %
für die Werbeplanung einkalkuliert. Durch die daraus resultierenden 4.000 €, entscheidet
sich das Unternehmen für die Tip-on-Cards, die Plakate und für Facebook/ Instagram.
Die Werbeträger sind hier die Zeitung, die Plakatwand und das Internet. Die Plakate haben das Ziel, potenzielle Kunden auf das Unternehmen und die Angebote aufmerksam
machen. Durch Facebook und Instagram soll eine große Masse im und um das Marktgebiet abgedeckt und angesprochen werden. Somit wird sichergestellt, dass die Einwohner
die Neueröffnung des Damen-Fitnessstudios zur Kenntnis nehmen und sich über Standort, Leistung und Angebote informieren. Zusätzlich werden auf den Zeitungen Tip-on-
Cards befestigt, um so Präsenz zu zeigen.

2.4 Kostenkalkulation / Budgetvergleich bei der Werbeplanung

Tab. 7: Preise der Werbeträger

Medium	Anzahl	Erscheinungsweise	Erschei-nungstermin	Preis
Außenwer-bung „TopTro-nic- Plakat"	15 Plakate	Ansteuerung via Web-zugang. Jederzeit	Frei wählbar	29.90 € x 7 Plakate x 10 Tage = 2.093 €
„Leipziger Volkszeitung" Tip-on- Card	15.000 Exemplare	Format (Karte): 148 mm breit x 105 mm lang	Wochenaus-gabe, Sams-tag	Grundpreis: 1.394,10 € Gestaltung: 50 € Druck: 210 € Chiffregebühr: 5,88 € MwSt. 19%= 1.661,10 €
Facebook/ In-stagram	Jeweils 1 Face-book-Post und 1 Foto auf Instagram hochladen	Immer montags und freitags Posts erstellen und Fotos hochladen	Frei wählbar	0,- €
Personalkos-ten	2 Studenten, 2 Tage lang á 5 Stunden, für Face-book- und Insta-gram Profil. 10 €/ h			200 €
Gesamtkosten				3.954,10 €

Die Gesamtkosten betragen 3.954,10 €. Das zur Verfügung stehende Budget von 4.000 € wurde somit nicht überschritten und benötigt keine Optimierungsmaßnahmen. Es bleibt ein Restbetrag von 45,90 € übrig.

2.5 Synegieeffekte im Rahmen der Kommunikationspolitik

Tab. 8: Kooperationspartner

	Kooperationspartner	Leistung des Unterneh-mens	Gegenleistung des Koope-rationspartners
Mikrostudios	Damenbekleidungsge-schäft	Indirekte Werbung	Mitglieder erhalten Ra-batte auf Sportbekleidung
Damenfitnessstudio	Drogerie	Handmassage an Kunden mit der drogerieeigenen Handcreme	Nutzung der Einkaufsflä-che als Promotion- Platz
Discount- Segment	Stadt Leipzig	Bei Straßen- und Stadtfes-ten Promotion betreiben	Mit Aktionen und Rabatten Menschen anlocken
EMS-Studio	Große Firmen	Die Angestellten erhalten eine vergünstigte Mitglied-schaft	Die Angestellten fühlen sich gesund und sind sel-tener krank
Gesundheitsstudio	Ernährungsberater	Das Unternehmen stellt die Räumlichkeiten zur Verfügung und die Kunden fühlen sich versorgt	Der Ernährungsberater er-hält mehr Kundschaft

Durch Kooperationen kann die Beziehung zum Kunden interessanter gestaltet werden.

3 Abschlusssteatement

Es konnten nicht alle Ausarbeitungen der Gruppe genutzt werden, da durch einen Krankheitsfall bei der Fertigstellung der Hausarbeit eine Verzögerung aufkam.

Leipzig ist eine sehr attraktive Stadt für Fitnessunternehmen, da Menschen jeder Altersgruppe in dieser Stadt leben (Amt für Statistik und Wahlen, 2015). Der Kaufkraftindex hat den Wert von 86,9 (GFk, 2017) und die Arbeitslosenquote beträgt 7,2 % (Bundesagentur für Arbeit, 2017). Die Standorte der Studios sind so gewählt, dass es keine Mitbewerber mit der gleichen Unternehmensform in der Nähe vorzufinden sind. Für das Gesundheitsstudio sind die Erfolgschancen gering, da Leipzig bereits zu viele Anbieter in diesem Bereich verfügt. Um die Chancen zu erhöhen, wäre eine aggressive preispolitische Strategie nötig, die auf längere Sicht nicht rentabel ist. Zudem besteht dadurch das Risiko, sukzessiv in die Insolvenz zu gelangen. Das Damenfitnessstudio verspricht erfolgreich zu werden, da es ideal platziert wurde und in der Stadtmitte Leipzigs liegt. Somit ist es zu Fuß und mit den öffentlichen Verkehrsmittel innerhalb kurzer Zeit erreichbar. Es befindet sich in der Nähe ein Einkaufszentrum mit ausreichend Parkplätzen, die jederzeit genutzt werden können. Um den Standort herum verlaufen zwei Einkaufspassagen, in denen sich die Zielgruppe jeden Tag aufhält. Zwar befindet sich im ersten Marktgebiet ein Mitbewerber, dieser ist jedoch nicht explizit auf Frauen eingestellt. Das Mikrostudio ist so gelegt, dass im ersten und zweiten Marktgebiet zwar Mitbewerber agieren, jedoch wird von ihnen eine andere Zielgruppe verfolgt. Da die Zielgruppe des Unternehmens Eltern und Kinder sind, ist dieser Standort durch die umgebenden Schulen und Kindergärten mit guten Verkehrsanbindungen die optimale Wahl. Ebenso sind gute Verkehrsanbindungen gegeben. Das EMS-Unternehmen und das Discount-Segment sind gut positioniert und haben die größten Erfolgschancen, da sowohl in beiden Marktgebieten keine Mitbewerber mit derselben Zielgruppe agieren. Die Stadt Leipzig ist größtenteils von privaten Fitnessstudios besiedelt ist und es bietet kaum EMS-Studios. Zudem befinden sich direkt am Unternehmen zahlreiche Geschäfte mit Parkplätzen und die öffentlichen Verkehrsmittel sind gut zu erreichen. Auf der anderen Straßenseite befindet sich ein großes Wohngebiet mit potentiellen Mitgliedern. Schlussendlich ist zu sagen, dass es gewagt ist, alle Unternehmenstypen in Leipzig zu eröffnen. Es sinnvoll, sich nur auf die Unternehmenstypen EMS-Studio und Discountsegment zu konzentrieren.

4 Literaturverzeichnis

Amt für Statistik und Wahlen. (2017). *Bevölkerungsbestand. Wohnberechtigte Einwohner (Registerdaten)*. Zugriff am 05.11.2017. Verfügbar unter http://statistik.leipzig.de/statcity/table.aspx?cat=2&rub=4&per=q

Amt für Statistik und Wahlen. (2016). *Bevölkerungsbestand. Einwohner nach Alter: Durchschnittsalter*. Zugriff am 05.11.2017. Verfügbar unter http://statistik.leipzig.de/statdist/table.aspx?cat=2&rub=2

Amt für Statistik und Wahlen. (2016). *Bevölkerungsbestand. Einwohner: insgesamt*. Zugriff am 05.11.2017. Verfügbar unter http://statistik.leipzig.de/statdist/table.aspx?cat=2&rub=1

Amt für Statistik und Wahlen. (2016). *Bevölkerungsbestand. Einwohner: Frauen*. Zugriff am 05.11.2017. Verfügbar unter http://statistik.leipzig.de/statdist/table.aspx?cat=2&rub=1

Amt für Statistik und Wahlen. (2015). *Einkommen und Preise*. Zugriff am 05.11.2017. Verfügbar unter http://statistik.leipzig.de/statcity/table.aspx?cat=9&rub=2

Bodybalance und Lady-Fitness GmbH & Co. KG. (2017). Zugriff am 05.11.2017. Verfügbar unter http://www.ladybalance-leipzig.de/

Bruhn, M. (2012). Marketing. *Grundlagen für Studium und Praxis*. (11. Aufl.). Wiesbaden: Springer Gabler.

Bundesamt für Arbeit. (2017). *Arbeitsmarkt im Überblick- Berichtsmonat Oktober 2017- Leipzig, Agentur für Arbeit*. Zugriff am 05.11.2017. Verfügbar unter https://statistik.arbeitsagentur.de/Navigation/Statistik/Statistik-nach-Regionen/BA-Gebietsstruktur/Sachsen/Leipzig-Nav.html

Dunker, M. (2006). *Marketing*. (2.Aufl.). Rinteln: Merkur.

Fitness First GmbH. (2017). Zugriff am 05.11.2017. Verfügbar unter https://www.fit-nessfirst.de/clubs/leipzig-mitte-messehof

GfK GeoMarketing GmbH. (2017). *Kaufkraftindex in Deutschland steigt 2017 um 1,7 Prozent.* Zugriff am 05.11.2017. Verfügbar unter http://www.gfk.com/de/insights/press-release/kaufkraft-deutschland-2017/

SCORE MEDIA GROUP GMBH & CO. KG. (2017). *Preisliste 2017.* Zugriff am 05.11.2017. Verfügbar unter http://www-vgm4.niedersachsen.com/kimage/2016-1223-aktuell.pdf

Contrast MEDIA DERVICE für Außenwerbung GmbH. (2017). *Plakat-verkauf.de.* Zugriff am 05.11.2017. Verfügbar unter https://www.plakat-verkauft.de/preise/

Zimmermann, J. (2011). *Sport, Sponsoren und Konsumenten. Die Auswirkungen des Sponsorings auf die Identikifation von Konsumenten mit dem Sponsor.* Saarbrücken: VDM Verlag

Zimmermann, J. (2002). *Standortplanung für Dienstleistungsunternehemen: Das Beispiel multifunktionaler Sportanlagen.* Wiesbaden: Deutsche Universitäts-Verlag.

5 Abbildungs- und Tabellenverzeichnis

5.1 Abbildungsverzeichnis

5.2 Tabellenverzeichnis

BEI GRIN MACHT SICH IHR WISSEN BEZAHLT

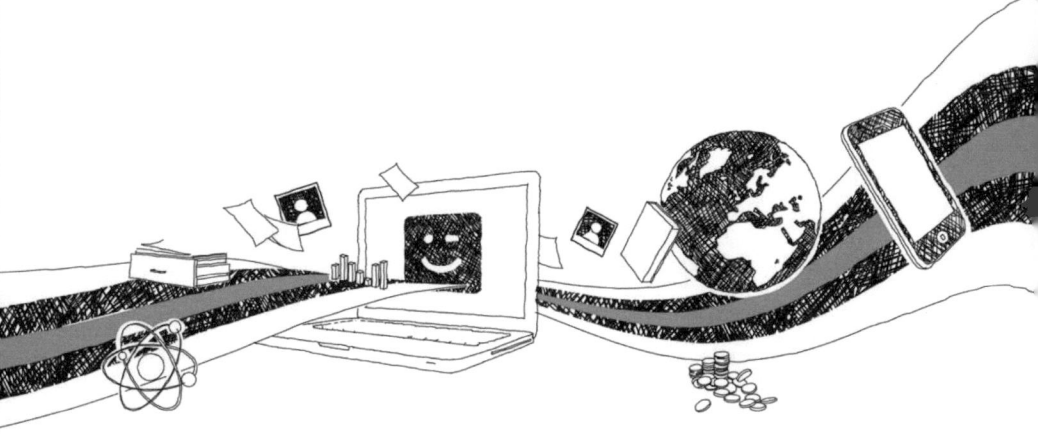

- Wir veröffentlichen Ihre Hausarbeit,
  Bachelor- und Masterarbeit

- Ihr eigenes eBook und Buch -
  weltweit in allen wichtigen Shops

- Verdienen Sie an jedem Verkauf

Jetzt bei www.GRIN.com hochladen
und kostenlos publizieren

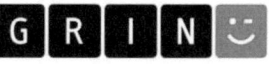